Wissenswertes über Kopfschmerzen

Es gibt viele Arten von Kopfschmerzen. Warum sie auftreten, wie sie erkannt und behandelt werden können und welche Präventivmaßnahmen getroffen werden sollten, finden Sie hier.

Migräne

Was ist Migräne?

An der neurologischen Erkrankung Migräne leiden ca. 10% der Bevölkerung, wobei erwachsene Frauen häufiger daran leiden als Männer. Sie ist sehr variable in ihrem Auftreten. Charakteristisch für Migräne ist ein in Perioden wiederauftretender, anfallartiger Kopfschmerz, der von pulsierender Natur ist und halbseitig am Kopf zu empfinden ist. Der Schmerz betrifft meist die Stirn, die Schläfen und den Augenbereich.

Meist geht dieser Kopfschmerz mit anderen Symptomen einher, wie Übelkeit, Erbrechen, Photophobie (Lichtempfindlichkeit) oder Phonophobie (Geräuschempfindlichkeit). Meist gibt es bei Migräne eine vorhergehende Phase, die man Migräneaura nennt. In dieser Phase treten häufig optische oder sensible Störungen der Wahrnehmungsfähigkeit oder Störungen der Motorik auf.

Was sind die Ursachen von Migräne und was hilft?

Zur akuten Therapie der Migräne werden häufig diverse Medikamente eingesetzt. Medikamentöse Akuttherapie erfolgt beispielsweise durch Schmerzmittel, meist Analgetika und NSAIDs, Medikamente die spezifisch für Migräne sind, beispielsweise Triptane, und Medikamente zur Behandlung der Begleiterscheinungen wie Übelkeit und Erbrechen.

Bevorzugt man eine nicht medikamentöse Behandlung sind entspannende Tätigkeiten zu empfehlen. Schlaf, ein Kältekissen auf der Stirn oder im Nacken, sowie kalte Umschläge helfen meist sehr gut. Außerdem wirkt der Aufenthalt in dunklen und kühlen Räumen der Photophobie und der Phonophobie entgegen.

Ursachen von Migräne können langfristiger Stress, Hormonschwankungen, Schlafmangel oder eine Unverträglichkeit bestimmter Lebensmittel sein, sowie dauerhaft ungesundes Essen. Eine Veränderung des Lebensstils ist zur dauerhaften Heilung von Migräne meist notwendig.

Spannungskopfschmerz

Was ist Spannungskopfschmerz?

Es gibt zwei verschiedene Typen von Spannungskopfschmerz. Man unterscheidet den episodischen Spannungskopfschmerz und den chronischen Spannungskopfschmerz.

Um den Spannungskopfschmerz als episodisch diagnostizieren zu können muss er unter 181-mal im Jahr auftreten, mit einem Maximum von 15-mal im Monat. Alle Beschwerden die über dieser Anzahl an Kopfschmerztagen auftreten, werden als chronische Spannungskopfschmerzen deklariert.

Der Spannungskopfschmerz ist am ganzen Kopf zu spüren (ringförmig) und äußert sich durch ein Ziehen oder Drücken, kein Pulsieren. Meist liegt ein Spannungskopfschmerz vor in Verbindung mit einer verspannten Rückenmuskulatur oder einer, über längeren Zeitraum hin, steifen Sitzhaltung.

Ursachen und Behandlung des Spannungskopfschmerzes

Warum ein Spannungskopfschmerz auftritt ist noch unklar, jedoch wird vermutet das er häufig stressbedingt ist, oder durch andere Beschwerden wie Wirbelsäulenproblemen, zu viel Koffein oder Sehschwächen ausgelöst wird.

Sehr viele Menschen leiden unter Spannungskopfschmerzen und sind sich kaum bewusst darüber. Sie bemerken es erst, wenn der alltägliche Stress wegfällt und sie dann wieder in den Alltag zurückkehren, beispielsweise nach einem Urlaub.

Entspannung ist das A und O bei der Behandlung des Spannungskopfschmerzes. Spaziergänge an frischer Luft, Meditation, leichter Ausdauersport oder Yoga helfen den Betroffenen meist sehr gut. Eine Entspannungsroutine, wie tägliches joggen oder eine morgendliche Achtsamkeitsübung ist eine gute Basis, um Spannungskopfschmerz präventiv entgegenzuwirken.

Cluster-Kopfschmerzen

Was ist der Cluster-Kopfschmerz überhaupt?

Der Cluster-Kopfschmerz tritt in Form von Kopfschmerzanfällen, häufig in der Nacht, auf. Charakteristisch ist ein Auftreten dieser Cluster-Episoden im Frühling oder im Herbst, meist bei großen Temperaturunterschieden.

Der Kopfschmerz äußert sich durch Schmerzen rund um die Augenpartie, doch es kann auch der gesamte Schädel, sowie Schulter und obere Gliedmaßen betroffen sein. Meist ist der Schmerz auf einer Seite enorm zu spüren, während er auf der anderen Seite des Kopfes kaum oder gar nicht auftritt. Die Schmerzen fühlen sich bohrend und stechend an. Der Schmerz ist unglaublich hoch, lindert sich aber bei Bewegung.

Eine Cluster-Attacke dauert zwischen fünfzehn Minuten und drei Stunden, diese kann sich bis zu achtmal innerhalb eines Tages wiederholen. Auch bei diesem Kopfschmerz treten Begleiterscheinungen auf. Häufig kommt es zu Augenrinnen oder –rötungen, Nasenrinnen, Miose oder Ptose, Schwitzen im Gesicht oder migräneähnlichen Phänomenen, wie Übelkeit oder Photophobie.

Ursache und Behandlung von Cluster Kopfschmerzen

Da es bei Cluster-Attacken meist zu starker körperlicher Unruhe kommt, hilft Bewegung sehr gut. Ein Spaziergang oder eine Runde um den Block joggen kann sehr hilfreich sein.

Um Cluster-Kopfschmerzen entgegen wirken zu können, ist eine gesunde Änderung der Lebensgewohnheiten notwendig.

Gerne wird auch bei heftigen Attacken Sauerstoff gegeben. Dieser wird eine viertel Stunde inhaliert. Es sollte darauf geachtet werden, dass es zu 100% reiner Sauerstoff ist und ungefähr sieben Liter in einem Zeitraum von 15 Minuten verabreicht werden.

Ist die Inhalation von Sauerstoff nicht hilfreich, kann eine Triptane-Injektion unter die Haut Abhilfe schaffen. Auch Nasensprays oder die Inhalation eines Lokalanästhetikums hilft bei Cluster-Attacken.

DATUM	CLUSTER KOPFSCHMERZ	SPANNUNGS KOPFSCHMERZ	MIGRÄNE	STÄRKE 1 = wenig 10 = stark

DATUM	CLUSTER KOPFSCHMERZ	SPANNUNGS KOPFSCHMERZ	MIGRÄNE	STÄRKE 1 = wenig 10 = stark

DATUM	CLUSTER KOPFSCHMERZ	SPANNUNGS KOPFSCHMERZ	MIGRÄNE	STÄRKE 1 = wenig 10 = stark

DATUM	CLUSTER KOPFSCHMERZ	SPANNUNGS KOPFSCHMERZ	MIGRÄNE	STÄRKE 1 = wenig 10 = stark

DATUM	CLUSTER KOPFSCHMERZ	SPANNUNGS KOPFSCHMERZ	MIGRÄNE	STÄRKE 1 = wenig 10 = stark

DATUM	CLUSTER KOPFSCHMERZ	SPANNUNGS KOPFSCHMERZ	MIGRÄNE	STÄRKE 1 = wenig 10 = stark

DATUM	CLUSTER KOPFSCHMERZ	SPANNUNGS KOPFSCHMERZ	MIGRÄNE	STÄRKE 1 = wenig 10 = stark

DATUM	CLUSTER KOPFSCHMERZ	SPANNUNGS KOPFSCHMERZ	MIGRÄNE	STÄRKE 1 = wenig 10 = stark

DATUM	CLUSTER KOPFSCHMERZ	SPANNUNGS KOPFSCHMERZ	MIGRÄNE	STÄRKE 1 = wenig 10 = stark

DATUM	CLUSTER KOPFSCHMERZ	SPANNUNGS KOPFSCHMERZ	MIGRÄNE	STÄRKE 1 = wenig 10 = stark
DATUM	CLUSTER KOPFSCHMERZ	SPANNUNGS KOPFSCHMERZ	MIGRÄNE	

DATUM	CLUSTER KOPFSCHMERZ	SPANNUNGS KOPFSCHMERZ	MIGRÄNE	STÄRKE 1 = wenig 10 = stark

DATUM	CLUSTER KOPFSCHMERZ	SPANNUNGS KOPFSCHMERZ	MIGRÄNE	STÄRKE 1 = wenig 10 = stark

DATUM	CLUSTER KOPFSCHMERZ	SPANNUNGS KOPFSCHMERZ	MIGRÄNE	STÄRKE 1 = wenig 10 = stark

DATUM	CLUSTER KOPFSCHMERZ	SPANNUNGS KOPFSCHMERZ	MIGRÄNE	STÄRKE 1 = wenig 10 = stark
DATUM	CLUSTER KOPFSCHMERZ	SPANNUNGS KOPFSCHMERZ	MIGRÄNE	

DATUM	CLUSTER KOPFSCHMERZ	SPANNUNGS KOPFSCHMERZ	MIGRÄNE	STÄRKE 1 = wenig 10 = stark

DATUM	CLUSTER KOPFSCHMERZ	SPANNUNGS KOPFSCHMERZ	MIGRÄNE	STÄRKE 1 = wenig 10 = stark

DATUM	CLUSTER KOPFSCHMERZ	SPANNUNGS KOPFSCHMERZ	MIGRÄNE	STÄRKE 1 = wenig 10 = stark

DATUM	CLUSTER KOPFSCHMERZ	SPANNUNGS KOPFSCHMERZ	MIGRÄNE	STÄRKE 1 = wenig 10 = stark

DATUM	CLUSTER KOPFSCHMERZ	SPANNUNGS KOPFSCHMERZ	MIGRÄNE	STÄRKE 1 = wenig 10 = stark

DATUM	CLUSTER KOPFSCHMERZ	SPANNUNGS KOPFSCHMERZ	MIGRÄNE	STÄRKE 1 = wenig 10 = stark

DATUM	CLUSTER KOPFSCHMERZ	SPANNUNGS KOPFSCHMERZ	MIGRÄNE	STÄRKE 1 = wenig 10 = stark

DATUM	CLUSTER KOPFSCHMERZ	SPANNUNGS KOPFSCHMERZ	MIGRÄNE	STÄRKE 1 = wenig 10 = stark

DATUM	CLUSTER KOPFSCHMERZ	SPANNUNGS KOPFSCHMERZ	MIGRÄNE	STÄRKE 1 = wenig 10 = stark

DATUM	CLUSTER KOPFSCHMERZ	SPANNUNGS KOPFSCHMERZ	MIGRÄNE	STÄRKE 1 = wenig 10 = stark

DATUM	CLUSTER KOPFSCHMERZ	SPANNUNGS KOPFSCHMERZ	MIGRÄNE	STÄRKE 1 = wenig 10 = stark

DATUM	CLUSTER KOPFSCHMERZ	SPANNUNGS KOPFSCHMERZ	MIGRÄNE	STÄRKE 1 = wenig 10 = stark

DATUM	CLUSTER KOPFSCHMERZ	SPANNUNGS KOPFSCHMERZ	MIGRÄNE	STÄRKE 1 = wenig 10 = stark

DATUM	CLUSTER KOPFSCHMERZ	SPANNUNGS KOPFSCHMERZ	MIGRÄNE	STÄRKE 1 = wenig 10 = stark

DATUM	CLUSTER KOPFSCHMERZ	SPANNUNGS KOPFSCHMERZ	MIGRÄNE	STÄRKE 1 = wenig 10 = stark

DATUM	CLUSTER KOPFSCHMERZ	SPANNUNGS KOPFSCHMERZ	MIGRÄNE	STÄRKE 1 = wenig 10 = stark

DATUM	CLUSTER KOPFSCHMERZ	SPANNUNGS KOPFSCHMERZ	MIGRÄNE	STÄRKE 1 = wenig 10 = stark

DATUM	CLUSTER KOPFSCHMERZ	SPANNUNGS KOPFSCHMERZ	MIGRÄNE	STÄRKE 1 = wenig 10 = stark

DATUM	CLUSTER KOPFSCHMERZ	SPANNUNGS KOPFSCHMERZ	MIGRÄNE	STÄRKE 1 = wenig 10 = stark

DATUM	CLUSTER KOPFSCHMERZ	SPANNUNGS KOPFSCHMERZ	MIGRÄNE	STÄRKE 1 = wenig 10 = stark

DATUM	CLUSTER KOPFSCHMERZ	SPANNUNGS KOPFSCHMERZ	MIGRÄNE	STÄRKE 1 = wenig 10 = stark

DATUM	CLUSTER KOPFSCHMERZ	SPANNUNGS KOPFSCHMERZ	MIGRÄNE	STÄRKE 1 = wenig 10 = stark

DATUM	CLUSTER KOPFSCHMERZ	SPANNUNGS KOPFSCHMERZ	MIGRÄNE	STÄRKE 1 = wenig 10 = stark

DATUM	CLUSTER KOPFSCHMERZ	SPANNUNGS KOPFSCHMERZ	MIGRÄNE	STÄRKE 1 = wenig 10 = stark

DATUM	CLUSTER KOPFSCHMERZ	SPANNUNGS KOPFSCHMERZ	MIGRÄNE	STÄRKE 1 = wenig 10 = stark

DATUM	CLUSTER KOPFSCHMERZ	SPANNUNGS KOPFSCHMERZ	MIGRÄNE	STÄRKE 1 = wenig 10 = stark

DATUM	CLUSTER KOPFSCHMERZ	SPANNUNGS KOPFSCHMERZ	MIGRÄNE	STÄRKE 1 = wenig 10 = stark

DATUM	CLUSTER KOPFSCHMERZ	SPANNUNGS KOPFSCHMERZ	MIGRÄNE	STÄRKE 1 = wenig 10 = stark

DATUM	CLUSTER KOPFSCHMERZ	SPANNUNGS KOPFSCHMERZ	MIGRÄNE	STÄRKE 1 = wenig 10 = stark

DATUM	CLUSTER KOPFSCHMERZ	SPANNUNGS KOPFSCHMERZ	MIGRÄNE	STÄRKE 1 = wenig 10 = stark

DATUM	CLUSTER KOPFSCHMERZ	SPANNUNGS KOPFSCHMERZ	MIGRÄNE	STÄRKE 1 = wenig 10 = stark

DATUM	CLUSTER KOPFSCHMERZ	SPANNUNGS KOPFSCHMERZ	MIGRÄNE	STÄRKE 1 = wenig 10 = stark

DATUM	CLUSTER KOPFSCHMERZ	SPANNUNGS KOPFSCHMERZ	MIGRÄNE	STÄRKE 1 = wenig 10 = stark

DATUM	CLUSTER KOPFSCHMERZ	SPANNUNGS KOPFSCHMERZ	MIGRÄNE	STÄRKE 1 = wenig 10 = stark

DATUM	CLUSTER KOPFSCHMERZ	SPANNUNGS KOPFSCHMERZ	MIGRÄNE	STÄRKE 1 = wenig 10 = stark

DATUM	CLUSTER KOPFSCHMERZ	SPANNUNGS KOPFSCHMERZ	MIGRÄNE	STÄRKE 1 = wenig 10 = stark

DATUM	CLUSTER KOPFSCHMERZ	SPANNUNGS KOPFSCHMERZ	MIGRÄNE	STÄRKE 1 = wenig 10 = stark

DATUM	CLUSTER KOPFSCHMERZ	SPANNUNGS KOPFSCHMERZ	MIGRÄNE	STÄRKE 1 = wenig 10 = stark

DATUM	CLUSTER KOPFSCHMERZ	SPANNUNGS KOPFSCHMERZ	MIGRÄNE	STÄRKE 1 = wenig 10 = stark

DATUM	CLUSTER KOPFSCHMERZ	SPANNUNGS KOPFSCHMERZ	MIGRÄNE	STÄRKE 1 = wenig 10 = stark

DATUM	CLUSTER KOPFSCHMERZ	SPANNUNGS KOPFSCHMERZ	MIGRÄNE	STÄRKE 1 = wenig 10 = stark

DATUM	CLUSTER KOPFSCHMERZ	SPANNUNGS KOPFSCHMERZ	MIGRÄNE	STÄRKE 1 = wenig 10 = stark

DATUM	CLUSTER KOPFSCHMERZ	SPANNUNGS KOPFSCHMERZ	MIGRÄNE	STÄRKE 1 = wenig 10 = stark

DATUM	CLUSTER KOPFSCHMERZ	SPANNUNGS KOPFSCHMERZ	MIGRÄNE	STÄRKE 1 = wenig 10 = stark

DATUM	CLUSTER KOPFSCHMERZ	SPANNUNGS KOPFSCHMERZ	MIGRÄNE	STÄRKE 1 = wenig 10 = stark

DATUM	CLUSTER KOPFSCHMERZ	SPANNUNGS KOPFSCHMERZ	MIGRÄNE	STÄRKE 1 = wenig 10 = stark

DATUM	CLUSTER KOPFSCHMERZ	SPANNUNGS KOPFSCHMERZ	MIGRÄNE	STÄRKE 1 = wenig 10 = stark

DATUM	CLUSTER KOPFSCHMERZ	SPANNUNGS KOPFSCHMERZ	MIGRÄNE	STÄRKE 1 = wenig 10 = stark

DATUM	CLUSTER KOPFSCHMERZ	SPANNUNGS KOPFSCHMERZ	MIGRÄNE	STÄRKE 1 = wenig 10 = stark

DATUM	CLUSTER KOPFSCHMERZ	SPANNUNGS KOPFSCHMERZ	MIGRÄNE	STÄRKE 1 = wenig 10 = stark

DATUM	CLUSTER KOPFSCHMERZ	SPANNUNGS KOPFSCHMERZ	MIGRÄNE	STÄRKE 1 = wenig 10 = stark

DATUM	CLUSTER KOPFSCHMERZ	SPANNUNGS KOPFSCHMERZ	MIGRÄNE	STÄRKE 1 = wenig 10 = stark

DATUM	CLUSTER KOPFSCHMERZ	SPANNUNGS KOPFSCHMERZ	MIGRÄNE	STÄRKE 1 = wenig 10 = stark

DATUM	CLUSTER KOPFSCHMERZ	SPANNUNGS KOPFSCHMERZ	MIGRÄNE	STÄRKE 1 = wenig 10 = stark

DATUM	CLUSTER KOPFSCHMERZ	SPANNUNGS KOPFSCHMERZ	MIGRÄNE	STÄRKE 1 = wenig 10 = stark

DATUM	CLUSTER KOPFSCHMERZ	SPANNUNGS KOPFSCHMERZ	MIGRÄNE	STÄRKE 1 = wenig 10 = stark

DATUM	CLUSTER KOPFSCHMERZ	SPANNUNGS KOPFSCHMERZ	MIGRÄNE	STÄRKE 1 = wenig 10 = stark

DATUM	CLUSTER KOPFSCHMERZ	SPANNUNGS KOPFSCHMERZ	MIGRÄNE	STÄRKE

DATUM	CLUSTER KOPFSCHMERZ	SPANNUNGS KOPFSCHMERZ	MIGRÄNE	STÄRKE 1 = wenig 10 = stark

DATUM	CLUSTER KOPFSCHMERZ	SPANNUNGS KOPFSCHMERZ	MIGRÄNE	STÄRKE 1 = wenig 10 = stark

DATUM	CLUSTER KOPFSCHMERZ	SPANNUNGS KOPFSCHMERZ	MIGRÄNE	STÄRKE 1 = wenig 10 = stark

DATUM	CLUSTER KOPFSCHMERZ	SPANNUNGS KOPFSCHMERZ	MIGRÄNE	STÄRKE 1 = wenig 10 = stark

DATUM	CLUSTER KOPFSCHMERZ	SPANNUNGS KOPFSCHMERZ	MIGRÄNE	STÄRKE 1 = wenig 10 = stark

DATUM	CLUSTER KOPFSCHMERZ	SPANNUNGS KOPFSCHMERZ	MIGRÄNE	STÄRKE 1 = wenig 10 = stark

DATUM	CLUSTER KOPFSCHMERZ	SPANNUNGS KOPFSCHMERZ	MIGRÄNE	STÄRKE 1 = wenig 10 = stark

DATUM	CLUSTER KOPFSCHMERZ	SPANNUNGS KOPFSCHMERZ	MIGRÄNE	STÄRKE 1 = wenig 10 = stark

DATUM	CLUSTER KOPFSCHMERZ	SPANNUNGS KOPFSCHMERZ	MIGRÄNE	STÄRKE 1 = wenig 10 = stark

DATUM	CLUSTER KOPFSCHMERZ	SPANNUNGS KOPFSCHMERZ	MIGRÄNE	STÄRKE 1 = wenig 10 = stark

DATUM	CLUSTER KOPFSCHMERZ	SPANNUNGS KOPFSCHMERZ	MIGRÄNE	STÄRKE 1 = wenig 10 = stark

DATUM	CLUSTER KOPFSCHMERZ	SPANNUNGS KOPFSCHMERZ	MIGRÄNE	STÄRKE 1 = wenig 10 = stark

DATUM	CLUSTER KOPFSCHMERZ	SPANNUNGS KOPFSCHMERZ	MIGRÄNE	STÄRKE 1 = wenig 10 = stark

DATUM	CLUSTER KOPFSCHMERZ	SPANNUNGS KOPFSCHMERZ	MIGRÄNE	STÄRKE 1 = wenig 10 = stark

DATUM	CLUSTER KOPFSCHMERZ	SPANNUNGS KOPFSCHMERZ	MIGRÄNE	STÄRKE 1 = wenig 10 = stark

DATUM	CLUSTER KOPFSCHMERZ	SPANNUNGS KOPFSCHMERZ	MIGRÄNE	STÄRKE 1 = wenig 10 = stark

DATUM	CLUSTER KOPFSCHMERZ	SPANNUNGS KOPFSCHMERZ	MIGRÄNE	STÄRKE 1 = wenig 10 = stark

DATUM	CLUSTER KOPFSCHMERZ	SPANNUNGS KOPFSCHMERZ	MIGRÄNE	STÄRKE 1 = wenig 10 = stark

DATUM	CLUSTER KOPFSCHMERZ	SPANNUNGS KOPFSCHMERZ	MIGRÄNE	STÄRKE 1 = wenig 10 = stark

DATUM	CLUSTER KOPFSCHMERZ	SPANNUNGS KOPFSCHMERZ	MIGRÄNE	STÄRKE 1 = wenig 10 = stark

DATUM	CLUSTER KOPFSCHMERZ	SPANNUNGS KOPFSCHMERZ	MIGRÄNE	STÄRKE 1 = wenig 10 = stark

DATUM	CLUSTER KOPFSCHMERZ	SPANNUNGS KOPFSCHMERZ	MIGRÄNE	STÄRKE 1 = wenig 10 = stark

DATUM	CLUSTER KOPFSCHMERZ	SPANNUNGS KOPFSCHMERZ	MIGRÄNE	STÄRKE 1 = wenig 10 = stark

DATUM	CLUSTER KOPFSCHMERZ	SPANNUNGS KOPFSCHMERZ	MIGRÄNE	STÄRKE 1 = wenig 10 = stark

DATUM	CLUSTER KOPFSCHMERZ	SPANNUNGS KOPFSCHMERZ	MIGRÄNE	STÄRKE 1 = wenig 10 = stark

DATUM	CLUSTER KOPFSCHMERZ	SPANNUNGS KOPFSCHMERZ	MIGRÄNE	STÄRKE 1 = wenig 10 = stark

DATUM	CLUSTER KOPFSCHMERZ	SPANNUNGS KOPFSCHMERZ	MIGRÄNE	STÄRKE 1 = wenig 10 = stark

DATUM	CLUSTER KOPFSCHMERZ	SPANNUNGS KOPFSCHMERZ	MIGRÄNE	STÄRKE 1 = wenig 10 = stark

DATUM	CLUSTER KOPFSCHMERZ	SPANNUNGS KOPFSCHMERZ	MIGRÄNE	STÄRKE 1 = wenig 10 = stark

DATUM	CLUSTER KOPFSCHMERZ	SPANNUNGS KOPFSCHMERZ	MIGRÄNE	STÄRKE 1 = wenig 10 = stark

DATUM	CLUSTER KOPFSCHMERZ	SPANNUNGS KOPFSCHMERZ	MIGRÄNE	STÄRKE 1 = wenig 10 = stark

DATUM	CLUSTER KOPFSCHMERZ	SPANNUNGS KOPFSCHMERZ	MIGRÄNE	STÄRKE 1 = wenig 10 = stark

DATUM	CLUSTER KOPFSCHMERZ	SPANNUNGS KOPFSCHMERZ	MIGRÄNE	STÄRKE 1 = wenig 10 = stark

DATUM	CLUSTER KOPFSCHMERZ	SPANNUNGS KOPFSCHMERZ	MIGRÄNE	STÄRKE 1 = wenig 10 = stark

DATUM	CLUSTER KOPFSCHMERZ	SPANNUNGS KOPFSCHMERZ	MIGRÄNE	STÄRKE 1 = wenig 10 = stark

DATUM	CLUSTER KOPFSCHMERZ	SPANNUNGS KOPFSCHMERZ	MIGRÄNE	STÄRKE

DATUM	CLUSTER KOPFSCHMERZ	SPANNUNGS KOPFSCHMERZ	MIGRÄNE	STÄRKE 1 = wenig 10 = stark

DATUM	CLUSTER KOPFSCHMERZ	SPANNUNGS KOPFSCHMERZ	MIGRÄNE	STÄRKE 1 = wenig 10 = stark

DATUM	CLUSTER KOPFSCHMERZ	SPANNUNGS KOPFSCHMERZ	MIGRÄNE	STÄRKE 1 = wenig 10 = stark

DATUM	CLUSTER KOPFSCHMERZ	SPANNUNGS KOPFSCHMERZ	MIGRÄNE	STÄRKE 1 = wenig 10 = stark
DATUM	CLUSTER KOPFSCHMERZ	SPANNUNGS KOPFSCHMERZ	MIGRÄNE	STÄRKE 1 = wenig 10 = stark

DATUM	CLUSTER KOPFSCHMERZ	SPANNUNGS KOPFSCHMERZ	MIGRÄNE	STÄRKE 1 = wenig 10 = stark

DATUM	CLUSTER KOPFSCHMERZ	SPANNUNGS KOPFSCHMERZ	MIGRÄNE	STÄRKE 1 = wenig 10 = stark
DATUM	CLUSTER KOPFSCHMERZ	SPANNUNGS KOPFSCHMERZ	MIGRÄNE	

DATUM	CLUSTER KOPFSCHMERZ	SPANNUNGS KOPFSCHMERZ	MIGRÄNE	STÄRKE 1 = wenig 10 = stark

DATUM	CLUSTER KOPFSCHMERZ	SPANNUNGS KOPFSCHMERZ	MIGRÄNE	STÄRKE 1 = wenig 10 = stark

DATUM	CLUSTER KOPFSCHMERZ	SPANNUNGS KOPFSCHMERZ	MIGRÄNE	STÄRKE 1 = wenig 10 = stark

DATUM	CLUSTER KOPFSCHMERZ	SPANNUNGS KOPFSCHMERZ	MIGRÄNE	STÄRKE 1 = wenig 10 = stark

DATUM	CLUSTER KOPFSCHMERZ	SPANNUNGS KOPFSCHMERZ	MIGRÄNE	STÄRKE 1 = wenig 10 = stark

DATUM	CLUSTER KOPFSCHMERZ	SPANNUNGS KOPFSCHMERZ	MIGRÄNE	STÄRKE 1 = wenig 10 = stark
DATUM	CLUSTER KOPFSCHMERZ	SPANNUNGS KOPFSCHMERZ	MIGRÄNE	STÄRKE 1 = wenig 10 = stark

DATUM	CLUSTER KOPFSCHMERZ	SPANNUNGS KOPFSCHMERZ	MIGRÄNE	STÄRKE 1 = wenig 10 = stark